PUBLICATIONS DE LA SOCIÉTÉ FRANÇAISE D'HYGIÈNE

ORGANISATION DES SERVICES

DE

L'HYGIÈNE PUBLIQUE

EN FRANCE

PAR LE

Dr Prosper de PIETRA SANTA

SECRÉTAIRE GÉNÉRAL DE LA SOCIÉTÉ

Rédacteur en chef du « Journal d'Hygiène et de Climatologie ».

« Fays que dois, advienne que pourra ! »
(LOUIS DE HOLLANDE.)

PARIS
AU BUREAU DE LA SOCIÉTÉ
30, RUE DU DRAGON, 30
—
Mars 1887

Organe de la Société :

JOURNAL D'HYGIÈNE

CLIMATOLOGIE

EAUX MINÉRALES, STATIONS HIVERNALES ET MARITIMES, ÉPIDÉMIOLOGIE

Bulletin des Conseils d'Hygiène et de Salubrité

PUBLIÉ PAR

Le Dr Prosper DE PIETRA SANTA

Le Journal paraît tous les Jeudis.

20 francs par an.   **30, rue du Dragon.**

PARIS

ORGANISATION DES SERVICES

DE

L'HYGIÈNE PUBLIQUE

EN FRANCE

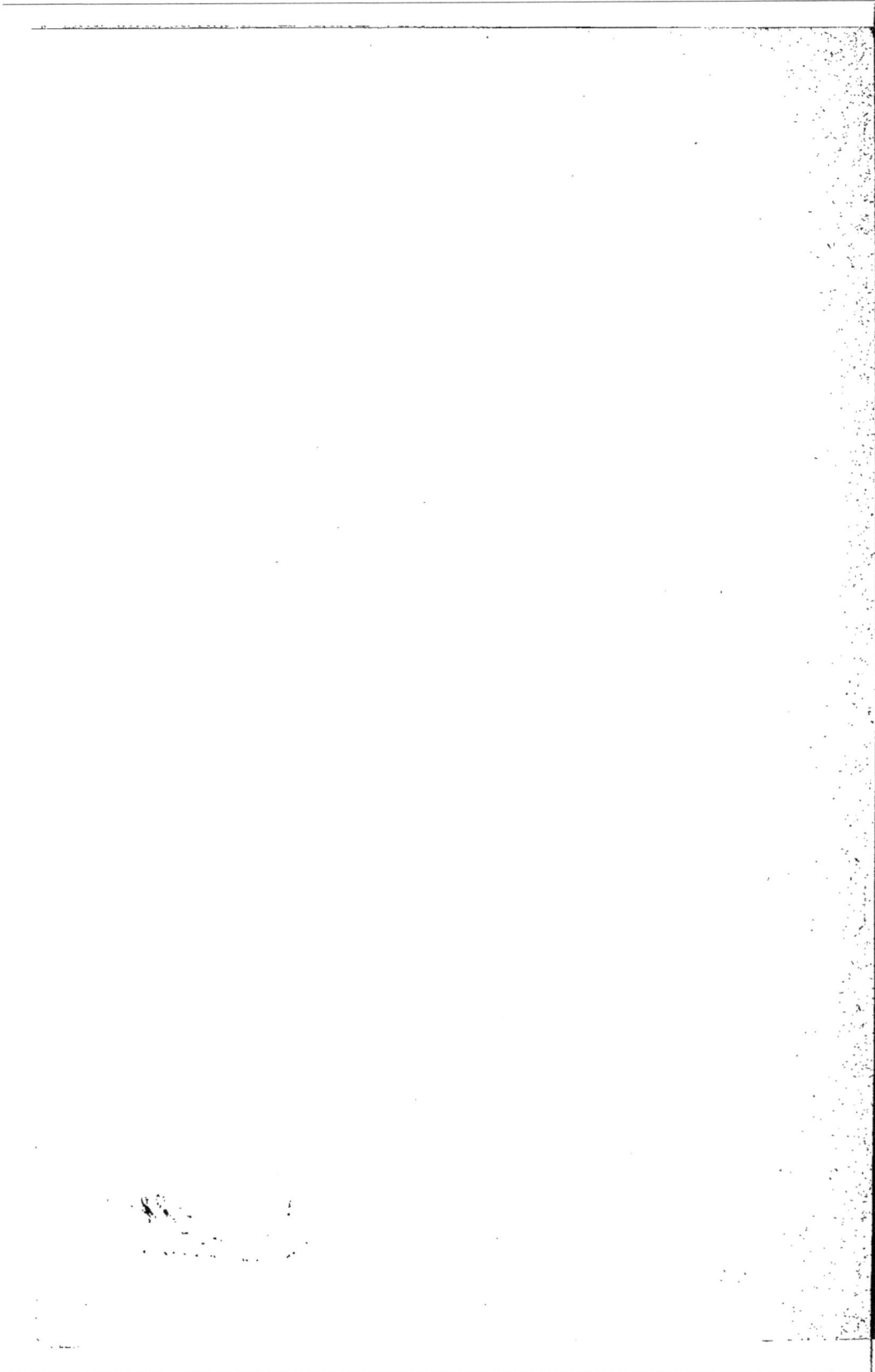

PUBLICATIONS DE LA SOCIÉTÉ FRANÇAISE D'HYGIÈNE

ORGANISATION DES SERVICES

DE

L'HYGIÈNE PUBLIQUE

EN FRANCE

PAR LE

Dʳ Prosper de PIETRA SANTA

SECRÉTAIRE GÉNÉRAL DE LA SOCIÉTÉ

Rédacteur en chef du « Journal d'Hygiène et de Climatologie ».

« Fays que dois, advienne que pourra ! »
(LOUIS DE HOLLANDE.)

PARIS

AU BUREAU DE LA SOCIÉTÉ

30, RUE DU DRAGON, 30

Mars 1887

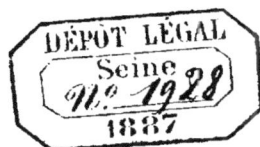

AVANT-PROPOS

Quelques amis bienveillants m'ont demandé de publier en brochure la communication que j'ai faite à la Société française d'Hygiène, dans sa séance mensuelle du mois de mars, sur :

l'Organisation des services de l'Hygiène publique
en France.

En obéissant à leur désir, je tiens à déclarer que ces idées me sont toutes personnelles, et que j'en assume l'entière responsabilité, en restant fidèle à la devise de ce Roi philosophe qui, en 1842, encourageait mes premiers pas dans la carrière.

Fays que dois, advienne que pourra !

D^r DE P. S.

Paris, mars 1887.

ORGANISATION DES SERVICES

DE

L'HYGIÈNE PUBLIQUE

EN FRANCE (¹)

Si l'abondance de biens ne nuit jamais, comme dit le proverbe, nous craignons fort que l'abondance des projets *sur la réforme de l'hygiène et de la santé publiques* ne soit de nature à entraîner la confusion et le désarroi dans l'esprit des législateurs du Palais Bourbon, en ajournant aux calendes grecques une réalisation si ardemment attendue par certains hygiénistes officiels, et par leurs créatures à la recherche d'une position sociale.

I

Nos lecteurs connaissant parfaitement *l'état de la question*, ce n'est que pour faciliter l'exposition du présent article que nous énumérerons les principaux projets, par ordre de date.

---

(1) Projet de loi présenté à la Chambre des députés, au nom de M. Jules GRÉVY, Président de la République, par M. Edouard LOCKROY, Ministre du Commerce et de l'Industrie (séance du 15 janvier 1887).

1° **Projet de Pietra Santa.**

Synthèse des aspirations des hygiénistes de province, en 1876 (MM. Armaingaud, Drouineau, Caussé d'Albi, Nivet, Lecàdre, Levieux, Rampal, etc.) ; il comprend deux propositions essentielles :

1° Respecter le décret organique de 1848, œuvre admirable de progrès et de civilisation, le titre de gloire le plus incontesté de la Deuxième République ;

2° Apporter dans le fonctionnement des Conseils d'Hygiène de départements (centraux et d'arrondissement) les améliorations reconnues indispensables par une pratique de 25 ans, et qui se résument dans l'obligation pour le Gouvernement de donner aux membres des Conseils d'hygiène publique et de salubrité :

— L'autorité qui leur fait défaut;

— Le droit d'initiative que leur reconnaissait Royer-Collard ;

— Les moyens d'exécution et de contrôle de leurs décisions par des inspecteurs pris dans le sein du Conseil ;

— Un budget convenable assuré par les Conseils généraux ;

— Une publicité satisfaisante donnée à leurs travaux.

Ces *desiderata* n'impliquent aucune mesure législative nouvelle. Ils peuvent être obtenus par simples décrets présidentiels, ou circulaires ministérielles, à la seule condition que MM. les Préfets *sauront* et *voudront* désormais se servir convenablement de ce merveilleux outil (les Conseils d'hygiène), que le Législateur de 1848 avait confié à leur intelligence et à leur dévouement (1).

_____

(1) Voir *Journal d'Hygiène*, vol. XI, p. 229, 245, 257 et 297.

2· Projet de la Société de Médecine publique.

Dès les années 1880 et 1881, cette Société a été saisie de la question de la réorganisation de la Médecine publique en France, par M. A. J. Martin, qui s'est fait une spécialité de cette réforme, en la portant devant les Congrès d'hygiène, les Sociétés savantes, les Commissions d'études ministérielles ou municipales.

Disons, de suite, que l'opinion médicale ne s'est jamais montrée très enthousiaste de ces projets, parce qu'elle n'y a vu, dès les premiers jours, que des compétitions de personnes et des aspirations purement ambitieuses.

L'opportunité de réformer toute notre Législation sanitaire n'est pas démontrée.

M. le Pr Brouardel, avec sa haute compétence, rappelait dernièrement devant la Commission supérieure d'assainissement de Paris, comment le Gouvernement, *armé de la loi sur la Police sanitaire, du 3 mars 1822,* avait pu arrêter, en huit jours, la propagation du choléra en Bretagne.

Dans une autre circonstance, M. Brouardel reconnaissait loyalement que les Conseils d'hygiène existants peuvent parfaitement fonctionner, et vivre d'une vie active, *sous l'impulsion d'un homme ardent !*

Donc, nos institutions et nos lois sanitaires sont suffisantes, lorsqu'on veut et lorsqu'on sait s'en servir !

Mais revenons au projet de la Société de Médecine publique et à son objectif principal : la création d'une *Direction de la Santé publique, réunissant en un centre commun les services d'hygiène et les services d'assistance.*

Cette direction devait être *compétente, autonome, indépendante*; elle devait avoir sous ses ordres toute une armée de fonctionnaires investis des pouvoirs les plus étendus, y compris celui de pénétrer dans les *habitations*

privées pour y imposer, d'urgence, des travaux de salubrité ou d'assainissement.

3º **Projet Alphand.**

L'éminent Directeur des travaux de Paris réclame un
Ministère de l'Hygiène publique, — organise des Commissions communales, cantonales, d'arrondissement, et cen-
trales d'hygiène, ainsi qu'un Conseil général d'hygiène
publique — institue un service d'inspection de l'hygiène
publique, sans se prononcer d'une manière précise sur sa
nature. — Sera-t-il essentiellement municipal? Devien-
dra-t-il gouvernemental? (1)

4º **Projet Monod.**

L'ancien préfet du Calvados se contente d'une Direction
générale dépendant du Ministère de l'Intérieur, ayant à ses
côtés un Conseil national d'hygiène.

Quant à la législation sanitaire qu'il propose, elle se
résume dans un seul mot l'*obligatoriété*. Vaccination *obli-
gatoire*, — inspection médicale des écoles organisée *ob iga-
toirement*, — médecins *obligés* de dénoncer les maladies
transmissibles, — dépenses sanitaires *obligatoires* - - *droit*
donné à l'autorité de faire exécuter aux frais des particuliers
les travaux d'assainissement reconnus indispensables à la
santé publique, — *Responsabilité*, sous peine d'amende,
des chefs d'établissements, des propriétaires des maisons
garnies, etc. (2).

M. Monod, *à l'exemple de ses collègues* de la Société de
Médecine publique, pour justifier l'utilité des inspecteurs
de l'hygiène publique, fonctionnaires nommés et payés

----

(1) Voir *Journal d'Hygiène*, vol. IX, p. 281.
(2) Voir *Journal d'Hygiène*, vol. X, p. 61.

par le Gouvernement, invoque volontiers les progrès réalisés en Angleterre dans cet ordre d'idées ; mais ce qu'on oublie de dire, c'est que, là-bas, ces fonctions sont octroyées à des hommes de l'art qui se sont spécialisés, par des études sérieuses, dans la Science sanitaire, et qui de plus, sont choisis et nommés par les autorités locales qui, elles, paient le *montant de la note.*

Est-ce qu'en Angleterre, le *Local government board* (dont on parle beaucoup, mais dont on connait fort peu les attributions véritables) exerce la moindre *ingérence* sur les autorités sanitaires de Londres, ou des districts ruraux, pour leur imposer tel ou tel *officer of health,* tel ou tel *inspector of nuisances,* tel ou tel *surveyor,* tel ou tel *public analyst?*

Pas le moins du monde ! Le *Local government board* plane toujours au dessus des intérêts de personnes, ou de clochers. Il surveille, et contrôle, l'action des autorités sanitaires locales dans tout ce qui a rapport à l'exécution des lois et ordonnances qui regardent la santé publique ; mais jamais il n'a eu la malencontreuse pensée d'avoir sous ses ordres une *nuée de fonctionnaires,* et toujours il laisse aux pouvoirs locaux *élus par leurs pairs,* le soin de nommer et dé rémunérer les agents chargés, à tous les degrés de la hiérarchie, de surveiller l'application rigoureuse des lois de l'hygiène publique.

Ce n'est qu'en temps d'épidémie, ou dans toute autre circonstance de calamité publique, que le *Local government board* est investi par S. M. la Reine de pouvoirs *extraordinaires* et *dictatoriaux,* qui cessent avec l'épidémie ou la calamité. Comme conséquences de ces prémisses : en Angleterre, on trouve, comme agents de la salubrité et de la santé publiques, des hommes instruits, indépendants. dévoués à leur œuvre. En France, le recrutement des inspecteurs et sous-inspecteurs de l'hygiène publique subira les fluctuations de la politique du jour, avec les préférences des préfets, avec l'intervention habituelle des sénateurs et des députés, avec le népotisme du Comité consultatif qui deviendra une puissance d'autant plus effective, qu'elle continuera à s'abriter derrière son *impersonnalité* et son *irresponsabilité*.

5° Projet du Comité Consultatif.

Le projet de loi soumis à M. le Ministre du Commerce, comprenait trois titres principaux : 1° L'institution des Conseils et Commissions d'hygiène publique et de salubrité. 2° Leurs attributions. 3° La création d'un service spécial d'inspection. Nous avons longuement combattu ce projet dans ces colonnes (1), nous l'avons également combattu lorsque dans les mêmes termes, et par l'organe du même rapporteur M. A.-J. Martin, il a été présenté à la Commission supérieure de l'assainissement de Paris. A ce moment, ledit projet de loi était soumis à l'examen du Conseil d'État, qui, au dire de M. Brouardel, *lui avait fait un bon accueil;* mais depuis, le projet a été retiré du Conseil d'État, et nous ignorons si la Section de législation de ce Conseil a été consultée sur les nouveaux projets de loi déposés sur le Bureau de la Chambre.

6° Projet Siegfried.

Cette proposition de loi concernant l'organisation de l'Administration de la santé publique, institue une Direction générale, laissant à un décret présidentiel le soin de la rattacher à tel ou tel Ministère, — crée un service d'agents de la santé publique chargés de provoquer, d'exécuter et de surveiller les diverses mesures prises en conformité des attributions conférées à l'administration, institue un Conseil national de la santé publique, des Conseils départementaux et des Commissions de santé publique.

---

(1) Voir *Journal d'Hygiène*, vol. X, p. 374, 399 et 412.

« Les décisions intervenues de la part de l'administration compétente (conseil national, conseils et commissions des départements) sont, sauf les cas d'urgence,
notifiées, dans le délai de huit jours, aux personnes
intéressées. Celles-ci ont alors un délai, qui ne peut
excéder un mois, pour introduire un recours contre la
décision, soit auprès de l'administration préfectorale, soit
auprès du pouvoir judiciaire, suivant les dispositions
des lois applicables dans l'espèce. »

Le budget des dépenses est supporté moitié par l'Etat et
moitié par le Département, à titre de dépenses obligatoires.

Le projet Siegfried donne une formule précise à cette
innovation capitale qui confère à un Comité consultatif
des pouvoirs tout à la fois *juridiques et exécutifs*.

Au moment de la discussion de la loi de 1850, sur les
logements insalubres, M. Dumas, au nom du Gouvernement,
avait repoussé avec énergie ces présents d'Artaxercès : le
droit qu'on voulait lui donner d'étendre son inquisition
à toutes les habitations possibles. « *Avant tout, s'écriait
l'éminent Ministre, nous voulons le respect de la propriété.* »

Aujourd'hui, on trouve très naturel d'investir l'Inspec-
teur de l'hygiène publique d'un droit aussi absolu, et si
le propriétaire citoyen conteste ses prescriptions, on le
renvoie à une juridiction administrative : au Conseil d'hygiène central en premier ressort, au Comité consultatif, ou
Conseil national, en second ressort.

7° Projet Lockroy.

Le titre Ier (articles de 1 à 25) comprend la réorganisation des *Conseils d'hygiène départementaux* (Conseils
d'hygiène publique aux chefs-lieux de départements),
Commissions d'hygiène publique siégeant aux chefs-lieux
de circonscriptions, à fixer par règlement d'administration publique.

La composition et le recrutement des Conseils départementaux, et leurs attributions, sont à peu de chose près les mêmes qu'autrefois ; seulement, les membres auront désormais des jetons de présence, des indemnités pour frais de déplacement, des allocations pour visites et enquêtes.

Ces dépenses *obligatoires* seront supportées : pour un tiers par l'État, pour les deux autres tiers par le département.

Le titre II (art. 26 à 28) crée des Inspecteurs et des Inspecteurs adjoints de l'hygiène, agents responsables vis-à-vis du Gouvernement, nommés par le Ministre du Commerce, recevant un traitement de l'État, chargés de provoquer toutes les mesures à prendre dans l'intérêt de la santé publique, et de veiller à leur exécution.

Les Maires pourront, pour seconder l'action de ces Inspecteurs, nommer d'autres agents municipaux. Les maires conservent tous leurs pouvoirs en matière de salubrité, mais les services généraux fonctionneront sous le contrôle du Gouvernement.

Le titre III prévoit certaines dispositions spéciales pour le département de la Seine, et le titre IV des dispositions transitoires, organisant le passage de l'état actuel au mode de procéder ultérieur.

Le titre V (art. 35 à 45) précise les attributions et le rôle du Comité consultatif d'hygiène publique de France, et du Comité de direction des services de l'hygiène (Triumvirat actuel).

L'article 43 institue, près du Comité, un laboratoire d'analyses chimiques et de microbiologie.

Divers articles du projet de loi prévoient l'intervention du Comité d'hygiène dans les recours, formés par les particuliers, contre les décisions des Conseils départementaux.

8° **Projets divers.**

Le projet de M. le Dr Nivet, approuvé par le Conseil central du Puy-de-Dôme se rapproche beaucoup de celui que nous avons exposé (1.er) comme étant le reflet des aspirations légitimes des hygiénistes de province (1).

Celui de M. Henrot, maire de Reims, peut prendre place à côté du projet Monod (4e). Il vise surtout une bonne organisation de l'hygiène municipale.

Enfin M. le Dr R. Perrin a demandé à la Société de Médecine de Paris d'émettre un vœu en faveur de la Direction générale des services d'hygiène publique et d'assistance, qui forme la base du projet n° 2.

II

Abordons maintenant une question secondaire au point de vue de la réforme elle-même, mais qui présente un certain intérêt de circonstance.

Etant reconnue la nécessité d'une Direction générale de la Santé publique, cette Direction doit-elle ressortir au Ministère du Commerce, ou au Ministère de l'Intérieur?

Nous nous trouvons ici en présence des deux opinions contradictoires : de M. Monod, ancien préfet du Calvados et du Finistère, qu'un décret récent vient d'appeler à la nouvelle direction de l'Assistance publique du Ministère de l'Intérieur *(créée ad usum Delphini)*, et de M. Lockroy dans l'exposé des motifs du projet de loi soumis à la Chambre.

Au dire de M. Monod :

1° C'est pour *étoffer* un peu le Département de l'Agriculture et du Commerce, détaché en 1831 (?) du Ministère de l'Intérieur, qu'on lui a donné l'Hygiène publique qui figurait, sur le papier, une longue colonne d'attributions, et en réalité ne représentait, et n'a continué à représenter, que fort peu de chose.

(1) Voir *Journal d'Hygiène,* vol. XI, p. 561.

2° L'Hygiène publique n'a, avec l'objet même de l'administration du Ministère du Commerce, que des rapports lointains et indirects.

3° C'est au Ministère de l'Intérieur que ressortit tout ce qui touche à la police, et la question sanitaire est au premier chef une question de police municipale. C'est elle qui, de par la loi, assure le bon ordre, la sûreté et la salubrité publique; c'est à elle qu'incombe le soin de prévenir par des précautions convenables, et de faire cesser les épidémies.

4° Si cette Direction de la Santé est créée, comme elle doit l'être, armée comme elle doit l'être, elle sera amenée, par la résistance des communes, à les contraindre à entreprendre des travaux d'assainissement. Or, qui peut provoquer, contrôler et peut-être imposer ces dépenses communales ou départementales, si ce n'est le Préfet, le représentant direct du Ministre de l'Intérieur (1).

Voici, d'autre part, l'argumentation très substantielle de M. Lockroy.

« C'est au Ministère du Commerce qu'est confiée, depuis 1828, la direction des services de l'hygiène publique. Cette attribution doit être maintenue, il n'y a pas de questions de santé publique qui ne touche étroitement aux intérêts économiques du pays. La police sanitaire maritime, dont le but est de préserver notre pays des maladies exotiques, choléra, fièvre jaune, peste, est parfois obligée d'imposer aux voyageurs, aux navires, aux marchandises, des quarantaines, des mesures de désinfection et d'assainissement. La difficulté est de conci-

---

(1) D'après ce qui précède, on voit que M. le Président du Conseil des Ministres a été très bien inspiré, en s'attachant un collaborateur préparé depuis longtemps à la solution de ces intéressants problèmes, par des recherches sérieuses et des excursions multiples à l'étranger. C'est sans doute cette préoccupation qui l'a conduit, un jour, à déclarer qu'il n'y avait en France qu'une *première et seule* Société d'hygiène, nécessairement celle dont il fait partie.

lier, dans la mesure du possible, les intérêts de la santé publique et ceux du commerce. Leur connexité exige qu'il soit placé sous la direction d'un seul et même Ministre.

» S'il appartient au Ministre du Commerce de défendre la France contre les maladies exotiques, c'est à lui qu'incombe le soin d'en limiter les effets, une fois qu'elles l'ont envahie.

» Diviser ces deux services serait aller à l'encontre du vœu énergiquement formulé par tous : une Direction unique pour l'hygiène publique.

» La salubrité des denrées alimentaires, la réglementation des industries dangereuses ou insalubres, la surveillance du travail dans les manufactures, etc., ne peuvent pas être étudiées sans tenir compte des intérêts industriels et commerciaux.

» Le Ministre du Commerce peut seul maintenir l'équilibre entre ces divers intérêts, et ceux de l'hygiène qui leur sont parfois opposés.

» C'est donc le Ministère du Commerce qui a préparé, avec l'aide du Comité consultatif d'hygiène publique, le projet de loi, ci-après, relatif à la réorganisation des services de l'hygiène publique. »

En présence de ces deux éloquents plaidoyers, pour le Ministère de l'Intérieur et pour celui du Commerce, nous laisserons à la Chambre des députés le soin de trancher le nœud gordien.

Du reste, l'apaisement pourrait bien se faire en jetant par-dessus bord cette fameuse réclamation de la Société de médecine publique, d'une direction de la santé publique, *autonome*, *compétente* et *indépendante*, centre commun des services d'hygiène et d'assistance. Une Direction de l'assistance publique et des établissements de bienfaisance a été créée au Ministère de l'Intérieur, et en bon prince qui veut rester maître chez lui, M. Lockroy raye des attributions des Conseils d'hygiène les questions relatives aux enfants assistés !

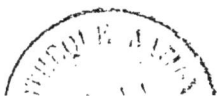

III

Loin de nous la pensée de vouloir exercer une pres-
sion morale quelconque sur l'esprit, et sur le vote, de
Messieurs les députés :

Nous subirons sans murmure l'isolement où nous
placent les circonstances du jour, mais dans toute la
liberté de notre compétence en la matière, et dans toute
l'indépendance de nos convictions, nous affirmerons
bien haut :

1° Que les sages prescriptions de l'hygiène et de la santé
publiques, ne s'imposent pas à coups de lois, de décrets
et de règlements !

2° Que les unes, comme les autres, pour être utiles et
efficaces, doivent être en harmonie avec l'esprit public et
avec l'éducation des masses.

C'est cet esprit qu'il faut former par une généralis-
sation plus intelligente des principes de l'hygiène privée
et publique ; c'est cette éducation des masses qu'il faut
entreprendre, avec persévérance, en commençant par le
père de famille, pour arriver au propriétaire, au chef
d'atelier, au directeur d'établissements scolaires, etc.

La France a été, sans conteste, la grande *initiatrice*
de l'hygiène comprise dans son beau rôle de progrès et
de civilisation.

L'Angleterre nous a bientôt devancés sur le terrain
des applications pratiques, mais elle-même, se débat
aujourd'hui entre les aspirations centralisatrices d'un Gouvernement, qui veut devenir autoritaire et dictatorial, et les
légitimes exigences des autorités sanitaires locales qui com-
battent pour leur autonomie et pour leur indépendance !

Plus loin de nous, au delà de l'Atlantique, la vaillante

République des États-Unis a compris, à sa manière, le
véritable rôle de l'hygiène publique moderne, et tous les
magnifiques résultats qu'elle a obtenus dans la *Sanitation*.
Elle les demande à l'initiative individuelle, à l'intervention de toutes les bonnes volontés, au concours des
Associations sanitaires de citoyens et de citoyennes, à
l'instruction, et compétence, des agents préposés à l'œuvre
nationale !

Le travail, l'étude, l'activité, règnent dans tous les Bu-
reaux d'hygiène *d'État*, de *Comtés*, ou de *Villes*; mais
toutes ces institutions, créées et payées par des autorités
sanitaires locales et *élues*, conservent leur autonomie,
et leur liberté d'action vis-à-vis du *National board of health
de Washington*, qui, Lui, surveille le mouvement hygiénique sanitaire en lui imprimant, par de sages conseils et
des encouragements effectifs, des allures de plus en plus
progressives!

En résumé voici la situation présente :

— D'un côté, la réglementation à outrance, l'autorita-
risme, l'arbitraire et l'abus du fonctionarisme;

— De l'autre, l'initiative privée, l'instruction et l'éducation avec leur corollaire bienfaisant : La liberté des
citoyens!

D^r DE PIETRA SANTA.

POST-SCRIPTUM.

M. CHEVANDIER de la Drôme, vice-président de la Société, après avoir entendu l'exposition faite par M. de Pietra
Santa des grandes lignes de son projet, a développé, en
termes très précis, les réflexions suivantes :

1º De tous les projets passés en revue, c'est celui de
notre Secrétaire général qui me convient le plus.

2º D'ores et déjà, j'établis une ligne de démarcation

entre l'hygiène publique et l'hygiène privée, et je suis peu disposé à ouvrir mon domicile à la première. Qui peut dire où s'arrêteraient ses exigences ?

Le domaine de l'hygiène publique s'étend, à mon sens, aux écoles, aux asiles, aux fabriques, même aux hôtels et aux logements insalubres réservés aux populations ouvrières des grandes villes ; au delà de cette limite s'étend le domicile privé et l'hygiène personnelle, inaccessibles à toutes investigations ou prescriptions administratives.

Que l'administration y entre sous forme d'instructions et de conseils, c'est bien... et c'est assez.

3° Développer les principes de l'hygiène privée, est chose louable et nécessaire ; l'imposer est chose redoutable et absurde. Ce qui est excellent pour tous, c'est le développement des moyens de l'hygiène publique.

4° J'estime que l'appareil organique de l'hygiène publique, créé en 1848, n'est point hors de service. Peut-être manque-t-il d'un moteur suffisant, d'une impulsion venant de haut, d'un centre fortement constitué avec des attributions bien définies ?

5° Pour être complète, une bonne organisation des services de l'hygiène publique doit trouver une place pour l'action de l'État, du département et de la commune, trois collectivités qui ont chacune un concours à prêter à l'action publique, à la Société.

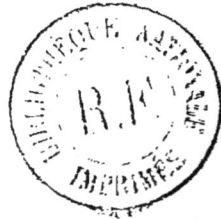

IMPRIMERIE CENTRALE DES CHEMINS DE FER. — IMPRIMERIE CHAIX.
RUE BERGÈRE, 20, PARIS. — 7358-7.

PRINCIPALES PUBLICATIONS DE LA SOCIÉTÉ
(1877 à 1886).

N° 1. Dr DE PIETRA SANTA. *Société française d'hygiène*, sa raison d'être, son but, son avenir; broch. in-8°, 1877.

N° 2. M. C. TOLLET. La Réforme du casernement et les Bains-Douches; broch. in-8° avec tableaux et planches, 1877.

N° 3. Dr DE PIETRA SANTA. Les Hospices marins et les Écoles de rachitiques (participation de la Société française d'hygiène à l'Exposition de 1878); broch. in-8°, 1878.

N° 4. M. PLACIDE COULY. Du Choix d'un état au point de vue hygiénique et social (participation de la Société française d'hygiène à l'Exposition de 1878); broch. in-8°, 1878.

N° 5. Dr R. BLACHE. Étude sur les Biberons. Rapport à la Société; broch. in-8°, 1879.

N° 6. ASSAINISSEMENT DE PARIS. Épuration et utilisation des Eaux d'égout de la ville (Presqu'île de Gennevilliers et forêt de Saint-Germain). Documents divers; broch. in-8°, 1880.

N° 7. GUIDE DU VACCINATEUR. Les deux Vaccins; broch. in-18, avec figures, 1881.

N° 8. HYGIÈNE ET ÉDUCATION DE LA PREMIÈRE ENFANCE. Cette brochure de la Société (MM. Blache, Ladreit de Lacharrière et Ménière d'Angers, rapporteurs), in-18, a eu sa 1re édition en 1879 et sa 8e édition en 1885 (chacune tirée à 10,000 exemplaires).

N° 9. HYGIÈNE ET ÉDUCATION DE LA DEUXIÈME ENFANCE (MM. R. Blache, A. Houlès et Le Coin, rapporteurs), in-18, Paris, 1882. — 2e édition 1884.

N° 10. ASSAINISSEMENT DE PARIS (Les Odeurs de Paris et les Systèmes des Vidanges); broch. in-8°, 1882.

N° 11. Dr E. MONIN. Obésité et maigreur; broch. in-8°, 1re et 2e éditions, 1883.

N° 12. ANNUAIRES DE LA SOCIÉTÉ. Statuts; — Bureau; — Comités d'études; — Renseignements divers; — Liste générale des membres; broch. in-8°, 1880, 1882, 1884.

N° 13. Dr E. MONIN. La propreté de l'individu et de la maison; broch. in-8°, 1884. — 4e édition 1886.

N° 14. Dr DE PIETRA SANTA. Trichine et Trichinose aux États-Unis; broch. in-8°, 1885.

N° 15. HYGIÈNE ET ÉDUCATION DE LA DEUXIÈME ENFANCE (Période de 6 à 12 ans) (MM. R. Blache, A. Houlès et Le Coin, rapporteurs), broch. in-18, 1886.

N° 16. HYGIÈNE ET ÉDUCATION DE L'ENFANCE (de la naissance à 12 ans). Réunion des trois brochures précédentes; vol. in-8°, Paris, 1886.

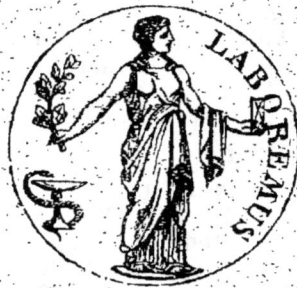

IMPRIMERIE CENTRALE DES CHEMINS-DE-FER. — IMPRIMERIE CHAIX. — RUE BERGÈRE, 20, PARIS. — 7360.

www.ingramcontent.com/pod-product-compliance
Lightning Source LLC
Chambersburg PA
CBHW060457200326
41520CB00017B/4812